AF602473

DOCTEUR MAIRE

DOCTRINE RATIONNELLE DU CHOLÉRA ASIATIQUE

PROPHYLAXIE ET TRAITEMENT DE CE TERRIBLE FLÉAU

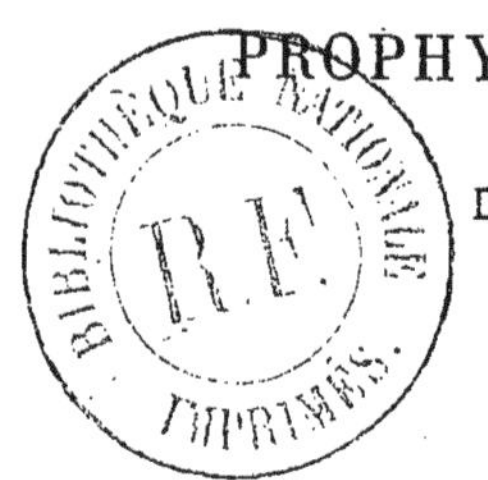

> La purgation répétée deux ou trois fois par semaine est le meilleur préservatif; on doit même la considérer comme le SPÉCIFIQUE VÉRITABLE.

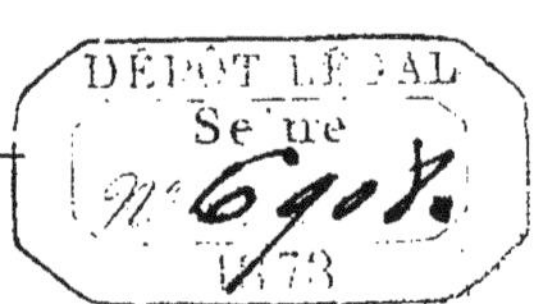

PARIS
ADRIEN DELAHAYE, LIBRAIRE-ÉDITEUR
PLACE DE L'ÉCOLE-DE-MÉDECINE
1873

MES RESPECTUEUX HOMMAGES

AU PROFESSEUR PIORRY

A qui revient l'idée mère de mon travail.

TÉMOIGNAGE D'ADMIRATION A L'ILLUSTRE MEMBRE
DE L'ACADÉMIE

M. JULES GUÉRIN

Qui depuis plus de quarante années lutte pour être utile à l'humanité avec un talent des plus remarquables et une énergie toujours plus ardente.

Dr MAIRE.

PRÉFACE.

Il y a quinze jours M. Guérin disait *ex cathedra:* « Le choléra est au Havre, il est à Rouen, on le redoute à Evreux et il semble marcher sur Paris en suivant les grands cours d'eau. »

Il n'y a plus aujourd'hui à se bercer d'illusions, à espérer que Paris échappera au fléau, du 5 au 8 septembre soixante cas mortels ont été constatés à Paris, tant en ville que dans les hôpitaux.

L'heure n'est plus aux discussions théoriques, il ne s'agit plus de perdre son temps sur la doctrine de la spontanéité et sur celle de l'importation sur la contagion ou la non contagion de cette épidémie. Mais il est temps d'aborder aujourd'hui la question la plus utile, la plus urgente ; l'étude de la médication à employer contre cette terrible épidémie, et surtout donner un remède prophylactique si c'est possible.

Plaise à Dieu maintenant que notre patrie, notre chère patrie si cruellement éprouvée par la mauvaise fortune n'ait plus à craindre ce fléau ! Plaise à Dieu que le choléra pestilentiel s'évanouisse par toute la terre et s'évanouisse pour toujours? Qu'au lieu de repulluler à perpétuité et de se faire inscrire au nombre des maux ordinaires de l'humanité, il ne soit plus qu'un souvenir néfaste d'un intérêt purement historique.

En 1863, me trouvant à la Clinique du Dr Piorry, j'entendis émettre cette opinion par le célèbre praticien, que, dans presque tous les cas, la diarrhée était un symptôme d'empoisonnement, et, disait-il, il suffit presque toujours d'un ou de deux purgatifs pour la guérir.

Cette idée me parut originale, presque toujours j'avais vu les médecins donner de l'eau de riz, du bismuth, de l'opium pour guérir ce symptôme. En y réfléchissant cependant, je trouvai que, tout étrange que parût cette médication au premier abord, il devait y avoir quelque chose de vrai, tout au moins dans la plupart des cas.

Au mois de septembre 1865, le choléra fit son apparition à Paris, je n'étais pas encore docteur, je fus stupéfait des symptômes de cette terrible maladie et surtout profondément ému de l'inutilité des moyens employés par les médecins pour la combattre.

Pour moi, cette affection était un empoisonnement, pourquoi ne se servait-on pas des moyens que l'on emploie d'ordinaire dans les empoisonnements? et ici que l'on me permette une longue digression.

Je dirai tout d'abord que dans ma conviction intime il y a une analogie frappante entre la fièvre typhoïde et le choléra asiatique.

Dernièrement, à l'Académie de médecine, un des chirurgiens les plus distingués de cette époque disait

« Entre le choléra sporadique et le choléra épidémique, il n'y a pathologiquement aucune différence, il n'y a qu'une question de mortalité plus ou moins grande.

« L'Europe souffre actuellement du choléra, dans quelques localités il n'existe qu'à l'état prodromique, c'est la diarrhée; tandis que dans d'autres il se présente avec tous ses symptômes. »

Je partage complètement cette manière de voir, et j'ajouterai que la cholérine et le choléra morbus sont, au choléra asiatique, ce que l'embarras gastrique et la fièvre synoque sont à la fièvre typhoïde. La fièvre synoque, l'embarras gastrique, dans la plupart des cas, ne sont que des fièvres typhoïdes légères.

Médecin depuis 1866 de plusieurs sociétés de secours mutuels, appelé auprès d'ouvriers qui avaient des embarras gastriques ou des fièvres synoques, j'ai souvent donné un fort vomitif le soir et un purgatif puissant (60 grammes de sulfate de magnésie par exemple) le lendemain matin; et j'ai été étonné du résultat obtenu par moi.

Dans ma conviction, beaucoup de ces malades, guéris en deux ou trois jours, auraient fait une fièvre typhoïde, s'ils n'avaient pas été soignés avec cette énergie. Depuis sept années j'ai soigné une trentaine de fièvres typhoïdes, je n'ai jamais eu un cas de mort! Je veux bien admettre que j'ai été heureux, que j'ai rencontré des malades moins gravement atteints que ceux de mes confrères; mais cependant je suis persuadé que cela tient aussi à ma médication.

Je purge fortement tous les deux jours, et je ne donne aucun autre médicament.

J'ai dit plus haut qu'il y avait une analogie frappante entre le choléra morbus et le choléra asiatique d'une part, et la fièvre synoque, fièvre typhoïde d'autre part.

Que l'on me permette de développer cette idée.

Pour moi, le choléra est un empoisonnement de cause externe, le choléra nous vient par l'air, par la matière respirable, par des miasmes en un mot.

La fièvre typhoïde est un empoisonnement qui nous vient par nous et par une décomposition de notre propre tissu.

Quels sont les âges où la fièvre typhoïde est la plus fréquente? C'est à 7 ans, au moment où l'enfant passe de la première enfance à la deuxième enfance; c'est à 16 ans, où de la deuxième enfance on arrive à l'âge adulte; c'est à 30 ans, où d'adulte on devient homme. Il est incontestable qu'à ces différents âges, il se fait un travail tout particulier dans la nature humaine qui modifie profondément l'organisme, il se fait une modification semblable à celle qui se produit d'une façon visible chez certains animaux; modification que l'on appelle la mue.

Nous aussi, si je puis m'exprimer d'une façon vulgaire, nous faisons peau neuve, Ce n'est pas chez nous un changement extérieur qui se produit, mais c'est un travail mystérieux qui se passe dans nos organes, un travail qui a pour but de renouveler en quelque sorte tout notre être, molécule par molécule.

Quand ce travail se fait lentement, il passe presque inaperçu, et disons tout de suite que pour moi le travail de la dentition est dans la première enfance un travail du même ordre.

Lorsque ce travail se produit d'une façon rapide, que le renouveau se présente avec une sorte d'acuité, les matériaux de décomposition de nos tissus portés dans l'intestin et l'estomac comme par une sorte de digestion sont absorbés, et constituent, par cela même, un véritable empoisonnement.

Les premiers symptômes de cet empoisonnement sont la diarrhée ou les vomissements.

La diarrhée et les vomissements ne sont donc pas, d'après ma manière de voir, des symptômes fâcheux ; tout au contraire. ils représentent pour moi un effort de la nature, qui veut rejeter au dehors les substances nuisibles à la vie de l'homme.

Je veux dire ici un mot sur ce que j'entends par poison.

Pour moi, toute substance, qu'elle vienne du dehors, qu'elle soit engendrée dans l'intérieur de nos tissus, que l'on ait affaire à des miasmes, à des virus, à des venins, à des corps étrangers, tels que tubercules, à des animaux vivants, tels que les ascarides, à du pus, à de l'urée, à de l'albumine, pour moi, toutes ces substances, introduites dans l'économie en dehors des lois vitales, constituent un véritable empoisonnement et méritent, par cela même, le nom de poison.

La nature emploie, pour rejeter ces poisons, différents moyens. Ces moyens sont les secrétions ou, plutôt, les excrétions. Les secrétions ou les excrétions sont, parmi les plus remarquables, les excrétions ordinaires; et j'appellerai ainsi les sueurs, les urines, les matières fécales, etc. C'est par la sueur, par les urines, par les matières fécales que la nature cherche généralement à se débarrasser de ce qui la gêne; mais, dans de certaines circonstances, dans de certaines affections, la nature emploie des excrétions extraordinaires. Ainsi, pour en citer un exemple remarquable, parlons de la petite vérole.

Les boutons de la petite vérole sont l'excrétion, dont se sert ici la nature pour se débarrasser du virus variolique. Lorsque les boutons ne sortent pas, et cela pour des raisons diverses, le malade est empoisonné, et quelquefois en très-peu de temps : c'est ce qui constitue la variole noire.

Dans la terrible épidémie de petite vérole que nous avons eue dans les années 1869 et 1870, j'affirme n'avoir pas perdu un seul de mes malades. Appelé auprès de deux malades présentant des symptômes excessivement graves (et ici que l'on me permette de citer les noms et de donner l'adresse de ces deux malades) (1), comprenant qu'ils étaient empoisonnés parce que l'éruption ne sortait pas, non-seulement j'ai cherché à la faire sortir en ramenant la chaleur et en appliquant des sinapismes aux extrémités et sur le cœur, mais encore j'ai remplacé l'excrétion que la nature ne pouvait pas faire par une excrétion artificielle; j'ai donné à mes malades jusqu'à trois lavements par jour, avec 16 grammes de follicules de sené pour chaque lave-

(1) M. Cofard, 34, faubourg Saint-Martin.
M. Meyer, 49, boulevard Magenta.

ment; et ici j'entends par lavement un quart de lavement.

La goutte est pour moi aussi un empoisonnement, c'est parce que l'alimentation et le genre de vie des podagreux empêchent les matériaux de décomposition de nos tissus d'être rejetés au dehors; par conséquent la gravelle, la pierre, les tophus sont pour moi de véritables poisons.

Si au lieu de chercher, comme l'on fait souvent, à guérir la goutte par des moyens qui agissent sur ces tophus, sur ces graviers, en les dissolvant, si on employait d'autres moyens qui auraient pour but non-seulement de rejeter ces produits de décomposition en excès dans notre organisme, mais encore des substances, tel que le café, qui ont la puissance d'activer non pas la décomposition ou la destruction de nos molécules vivantes, mais la séparation des molécules usées par le travail de la machine humaine, en un mot la séparation des parties mortes des parties vivantes (ce travail est le même que celui qui se produit dans les cas de gangrène). Si l'on employait ces moyens, dis-je, je suis persuadé qu'on obtiendrait des résultats plus avantageux que ceux obtenus jusqu'à ce jour.

Regardez ce qui se passe pour la gourme des enfants : il faut, en appliquant des cataplasmes de farine de graines de lin ou en faisant des lotions d'eau de guimauve tiède, ouvrir la porte, laisser s'écouler librement les humeurs ou bien remplacer cette secrétion naturelle par une secrétion artificielle (la *purgation*).

Lorsqu'un malade est atteint d'embarras gastrique

ou de fièvre synoque, il est empoisonné légèrement ; en d'autres termes, il y a une faible quantité de matériaux de décomposition introduite dans l'économie, il n'est donc pas étonnant qu'un vomitif et un purgatif suffisent pour guérir le malade.

Revenons au choléra. J'ai cru cette digression nécessaire pour bien faire comprendre ma nouvelle médication.

Le choléra a été tour à tour considéré comme l'expression d'un empoisonnement miasmatique, d'une espèce d'asphyxie, d'une altération du sang, d'un mouvement irritatif, d'une suspension d'action du grand sympathique, d'un arrêt dans les mouvements du cœur, d'une irritation inflammatoire du tube digestif. d'une fièvre algide, enfin d'une altération profonde dans l'innervation générale unie à un mode particulier d'affection catarrhale. Pour moi, la première opinion est la seule vraie, en retranchant l'épithète de miasmatique; en effet, c'est un empoisonnement dont on ne connaît pas le poison; vient-il du dehors, comme on le prétend, des marais fangeux du Gange, ou bien est-il formé dans l'intérieur de nos organes comme le virus variolique, je n'en sais rien et je l'avoue, la question de formation de ce poison ne présente pour moi qu'un intérêt scientifique, c'est-à-dire un intérêt secondaire, tout au moins pour le moment.

Les symptômes du choléra sont des vomissements et des évacuations alvines, aqueuses, semblables à une eau de riz concentrée, mêlée de flocons albumineux, la suppression des urines, une teinte violacée de téguments, un amaigrissement rapide, une flaccidité toute particulière de la peau, qui est froide, l'anéantissement du pouls, les crampes douloureuses dans les membres, une oppression excessive, un état de faiblesse très-prononcée.

A l'autopsie, d'après les auteurs, on trouve les altérations suivantes : La physionomie a gardé l'expression qu'elle avait pendant la vie, une lividité remarquable circonscrit les yeux, les narines et la bouche, des rides nombreuses se dessinent sur la face, même chez les plus jeunes sujets, les parties molles sont souvent enfoncées, les parties osseuses font saillie, le tissu cellulaire sous-cutané est généralement affaissé, il est peu humide, poisseux, facile à déchirer, il contient à peine de la sérosité, le tissu adipeux sous-cutané et intra-musculaire n'existe plus, les muscles sont d'un rouge légèrement violacé, leur tissu est mou, poisseux et souvent gorgé d'un liquide noirâtre. Le sang contenu dans le système artériel est en petite quantité, noirâtre, plus épais, plus visqueux que le sang ordinaire, un peu diminué de volume, rempli d'un sang noir encore fluide, ou pris en caillots peu consistants, semblables à de la gelée de groseilles mal cuite ou à du raisiné mou, les cavités, les droites plus spécialement, sont distendues par un certaine quantité de sang noirâtre, quelquefois on y rencontre des concrétions sanguines en partie décolorées et plus ou moins adhérentes aux colonnes charnues du cœur, l'engouement sanguin des veines varie suivant la période à laquelle le malade a succombé ; si le malade meurt au moment de la cyanose, tout l'appareil à sang noir est gorgé, dilaté par un fluide visqueux, noirâtre, demicoagulé, poisseux, formant dans quelques cas un caillot assez solide pour qu'on puisse le retirer du canal veineux comme un cordon. Depuis plusieurs années on s'est attaché à déterminer avec beaucoup de soins les lésions physiques, chimiques et microscopiques du sang dans cette terrible affection ; tous les documents que nous possédons ne conduisant pas à des résultats identiques, je me garderai de les reproduire malgré leur importance et les mérites des médecins distingués qui ont entrepris ces travaux.

A mon avis, tous les symptômes du choléra et les altérations du cadavre sont l'effet de la diarrhée et des vomissements. On a voulu distinguer la cholérine du choléra asiatique par la nature des vomissements et de la diarrhée ; on a dit que dans la cholérine il n'y avait que des vomissements aqueux, et que dans le choléra il y avait des vomissements non-seulement aqueux, mais encore présentant des grumeaux blancs ressemblant à des grains de riz, de semoule (il est parfaitement démontré que ces grumeaux ne sont autre chose que de l'albumine coagulée), ce que je viens de dire s'applique exactement à la diarrhée.

Dans la cholérine, l'empoisonnement étant léger, la nature pour se débarrasser de la cause toxique fait des efforts moins grands et il ne sort que de la sérosité de nos vaisseaux ; dans le choléra asiatique les efforts de la nature sont terribles et non-seulement il sort de la sérosité, mais encore de l'albumine, en un mot tout ce que la nature peut rejeter.

Lorsque la sérosité dans la cholérine, la sérosité et l'albumine dans le choléra asiatique ont abandonné nos tissus le sang n'est plus liquide il n'est plus de la chair coulante comme on l'a appelé, il ne circule plus; il y a donc une stase dans l'intérieur des branches artérielles et veineuses et c'est pour cela qu'apparaissent non-seulement la teinte bleuâtre, mais encore le froid cadavérique parce que l'action chimique qui se produit dans nos tissus et qui constitue la chaleur propre, la chaleur animale ne se fait plus. Pourquoi les crampes dans cette terrible affection, Sydenham déjà depuis longtemps avait appelé l'attention des médecins sur ce phénomène à savoir que le sang était le modérateur des nerfs *moderator nervorum*. Lorsque ce liquide, disait-il est altéré les nerfs n'étant plus baignés excités, dirigés par un régulateur convenable battaient la campagne; ne voyons-nous pas tous les jours ces phénomènes se présenter dans les affections chlorotiques. Donc, crampes, froid cadavérique, teinte bleuâtre diminution, suppression même des urines (ce dernier symptôme est facile à expliquer), ne sont que des phénomènes de second ordre et tous découlent de ce point de départ diarrhée et vomissements.

TRAITEMENT.

Nous entrons en matière sans plus amples développements. Occupons nous d'abord du choléra confirmé c'est-à-dire du choléra présentant tous ses symptômes. Nous reviendrons plus tard sur une question plus importante encore, à savoir s'il existe un traitement préventif de cette terrible maladie.

TRAITEMENT DU CHOLÉRA CONFIRMÉ.

Un grand nombre d'observateurs parmi lesquels nous pouvons citer M. Bouillaud, ont admis simplement deux divisions dans la description de cette maladie : choléra morbus; la première qui comprend l'état algide, cyanique asphyxique; la deuxième qui a trait aux accidents de réaction, d'autres parmi lesquels est placé le Dr J. Brown ont adopté trois périodes, celle du début, celle du froid, celle de la fièvre, d'autres encore ont compris la marche en cinq périodes, savoir : 1re la période d'invasion, dite phlegmorrhagique ; 2e la période d'état dite cyanique; 3e la période d'extinction ; 4e la période de réaction ; 5e la période de terminaison, crises, métastases ; ces diverses méthodes d'exposition ont entre elles beaucoup d'analogie. Pinel, qui avait beaucoup de rectitude dans le jugement, disait que l'ordre des affinités ne permettait pas de regarder le choléra morbus comme étant d'une autre nature que l'embarras gastrique, M. Jules Guérin, en 1832, dans la *Gazette médicale*, t. III, n° 18, a désigné la première période du choléra sous le nom de cholérine, je ne cherche donc pas à m'attribuer tout l'honneur, si honneur il y a, d'une médication convenable dans cette terrible maladie. A cette époque, il y a 40 années, M. J. Guérin, aujourd'hui encore sur la brèche, cherchait à fixer sur cette circonstance pathologique la sollicitude éclairée des médecins.

Il y a peu de jours le même chirurgien à la tribune académique a confirmé ce que l'on appelle la diarrhée prémonitoire, si j'ajoutais que depuis quinze jours, le chlora ne s'est présenté à nous qu'avec les symptômes habituels de la fièvre typhoïde, je pourrais presque affirmer que le commencement de la fièvre cholérique que l'on me permette ce mot, n'est pas autre chose que le commencement d'une fièvre typhoïde grave.

J'ai vu, il y a quelques jours deux personnes mourir du choléra bien confirmé et cependant elles avaient été soignées pour une fièvre typhoïde; ajoutons à ceci que pendant longtemps le choléra a été considéré comme une sorte d'empoisonnement, résultant d'une modification survenue dans les qualités de la bile.

M. J. Guérin, dans son dernier discours donnait les préceptes suivants pour guérir la diarrhée prémonituoire.

1° La diète, afin de ne pas fournir d'aliments à la diarrhée;

2° Les boissons légèrement excitantes, quelquefois

les opiacés, souvent l'eau glacée administrée à petites doses;

3° Le meilleur des moyens était pour lui l'emploi des évacuants : l'émétique et les purgatifs ; c'est un grand honneur pour nous d'avoir une opinion conforme à celle de M. Jules Guérin, mais j'irai plus loin que ce praticien célèbre; pour moi, il n'y a qu'un seul moyen de guérir cette diarrhée, c'est d'employer l'émétique et les purgatifs à coups répétés, en d'autres termes soigner comme si les malades avaient un embarras gastrique, et tant que la diarrhée continuera, *purgatif, purgatif*. L'état de la langue permettra de décider si l'on doit donner de préférence un vomitif au début.

D'ailleurs je n'attache pas une grande importance à cette question ; dans mes idées médicales un vomitif n'est pas autre chose qu'un purgatif. Revenons au traitement du choléra confirmé.

Aretée disait, que l'on me permette de me servir de l'autorité d'un si grand nom : « Dans le choléra morbus on doit respecter les évacuations, on ne doit les arrêter que lorsqu'une grande anxiété commence à se manifester. » Sydenham partageait cette manière de voir : « Il ne faut pas dès le commencement de la maladie arrêter l'impétuosité des humeurs et s'opposer à l'évacuation naturelle en employant les narcotiques et les astringents, parce que ce serait enfermer l'ennemi au-dedans et tuer immanquablement le malade. » Hoffmann, Cullen voulaient que l'on favorisât l'évacuation de la bile surabondante.

On peut résumer dans les termes qui suivent les indications formulées par les anciens pathologistes :

1° Donner libre issue au produit irritant que contiennent les voies digestives ;

2° Ranimer les forces abattues par les excitants cutanés.

J'ai déjà dit, et je crois avoir démontré, que la cholérine, le choléra morbus et le choléra asiatique n'étaient qu'une même entité morbide (les anciens, n'ayant jamais eu à soigner le choléra épidémique, ne pouvaient envisager la question sous un autre point de vue).

Le choléra asiatique n'étant pas autre chose qu'une fièvre typhoïde à marche plus aiguë, probablement parce que le poison est plus fort, ou tout au moins qu'il nous arrive d'une façon plus soudaine, nous devons donc soigner cette maladie au début comme l'on soigne la fièvre typhoïde, par les vomitifs et surtout par les purgatifs (répétés tous les jours, par exemple).

Je remets à la fin de mon ouvrage l'étude des adjuvants de la purgation.

Lorsque la fièvre typhoïde est plus grave, lorsque le choléra asiatique a frappé profondément le malade, lorsqu'une plus grande quantité de poison a été introduite dans les tissus, a provoqué des efforts extraordinaires de la nature conservatrice, qu'une très-grande quantité de sérosité ajoutée à de l'albumine a abandonné nos tissus, devons nous agir de la même façon. Ici il se présente une question de *tact médical*, si nous jugeons que la nature se soit débarrassée de tout le poison, nous devons arrêter l'emploi des purgatifs, si tout au contraire pour nous, malgré les efforts terribles de l'organisme, il nous paraît évident qu'il existe encore une certaine quantité de poison, nous devons chercher un mode d'excrétion plus lent, plus retardé; je veux dire qu'ici il faut s'occuper de ramener la vie avant tout, de ramener la circulation dans les vaisseaux, sans s'intéresser outre mesure à la question de savoir si cette circulation se fera avec du sang plus ou moins altéré. Que l'on me comprenne bien, je veux dire que deux ou trois jours après, lorsqu'il existera ce que l'on a appelé la période de réaction, il faudra revenir à l'emploi des purgatifs.

Mais le cholérique est au lit avec teinte bleuâtre très-prononcée des téguments, pouls petit, crampes, froid cadavérique, tout cela succédant à des vomissements copieux, à de nombreuses selles, en d'autres termes la nature vient de se prononcer d'une façon tellement énergique que le malade n'a presque plus de sérosité dans l'intérieur de ses vaisseaux, le mouvement circulatoire ne peut plus se faire d'une façon régulière, ou tout au moins compatible avec l'existence. Que doit-on faire ?

Des médecins frappés par les premiers symptômes diarrhée, vomissements se sont dit ceci :

Il faut arrêter cette diarrhée la guérir; aussi ont-ils employé pour cela toutes les substances qui ont la réputation d'amener de la constipation, le sous-nitrate de bismuth, l'opium, etc. D'autres comprenant qu'il manquait de l'eau dans nos vaisseaux, dans la chaudière ont institué le traitement par l'eau; on a obtenu dit-on beaucoup de cas de guérison par ce traitement; je le crois sans peine. D'autres encore frappés par cette teinte bleuâtre, par ce froid cadavérique, négligeant et la diarrhée et le manque de sérosité dans les vaisseaux, ne se sont préoccupés que de ranimer la chaleur ; de là toutes les substances excitantes, tous les moyens capables de ramener la sueur, les alcools, l'élixir de Garus, la grande chartreuse, les couvertures, la ouate, la flanelle. Tous ces moyens ont obtenu des guérisons; mais il est pour moi évident que ces guérisons n'ont été obtenues que dans les cas de choléra peu grave ; dans les cas de choléra grave ces moyens ont été insuffisants et il ne pouvait en être autrement.

Expliquons-nous :

1° Dans les cas où la guérison aurait été obtenue par le sous-nitrate de bismuth et l'opium, (traitement le plus pernicieux à mon avis), l'affection n'a pu être guérie que parce que le poison étant en petite quantité avait été rejeté entièrement par les efforts de la nature; et en effet si mes idées sont vraies, c'est un traitement qui va contre le but, puisque au lieu de rejeter au dehors ce dont la nature veut se débarrasser, on maintient les miasmes, le virus dans l'intérieur de notre corps ; d'un autre côté cependant sachant que les opiacés ont une action sudorifique et que généralement on ajoutait à ce traitement les excitants externes et internes, on comprend que les sueurs aient pu remplacer les purgatifs et débarrasser le malade du poison.

Je m'expliquerai davantage sur ce traitement, en parlant des adjuvants.

Lorsque l'on ouvre le cadavre d'un homme mort du choléra, on trouve, comme je l'ai dit plus haut, qu'il n'y a plus d'eau dans les vaisseaux, que le liquide sanguin est remplacé par une sorte de boue. Il était donc tout naturel, considérant d'ailleurs que le malade avait rendu une très-grande quantité d'eau par la diarrhée et les vomissements, il était donc naturel, dis-je, de songer à faire boire au malade une grande quantité de liquide pour remplacer la sérosité perdue. Ce traitement a donné de beaux résultats; il a l'avantage de laver en quelque sorte nos tissus, de permettre à la nature de continuer la diarrhée, par conséquent de continuer ses efforts pour rejeter le poison; aussi, dans beaucoup de cas où le sang n'était pas encore complétement altéré, a-t-il dû réussir.

Je ne parlerai pas des moyens qui ont pour but de réchauffer le malade, de ramener les sueurs, car ces différents moyens n'ont presque jamais été employés seuls, presque toujours ils n'ont été considérés que comme des moyens adjuvants.

J'ai dit que le moyen le plus judicieusement employé jusqu'à présent avait été l'eau en très-grande quantité, je le répète encore, mais l'eau froide introduite dans l'économie, lorsque le sang est déjà épaissi, n'a plus assez de force pour diluer cette boue, décoaguler le sang. Appelé donc auprès d'un malade, je ferai faire des frictions fortes sur le corps, et le plus fréquemment possible. Dans l'intervalle de ces frictions, je ferai envelopper mes malades dans de la ouate ou dans de la flanelle, j'appliquerai des sinapismes aux extrémités et sur le cœur, puis j'introduirai dans l'estomac une grande quantité d'eau chaude, mais préférablement une infusion de café ou de thé. Dans les cas très-graves, j'ajouterai, à ces infusions, 30 ou 40 gouttes d'ammoniaque, pour diluer le sang, le décoaguler, produire une action chimique, et par conséquent donner de la chaleur.

Tel est le traitement dans lequel j'ai la plus grande confiance. Pour bien me faire comprendre, qu'on me permette encore une digression : un homme est dans un café, dans un appartement où la température est très-élevée, il absorbe beaucoup de boissons alcooliques, vin, bière, etc., parle beaucoup, et, à l'exception de quelques mouvements nerveux, cet homme ne paraît pas dans une situation grave. (A propos de ces mouvements nerveux, je me sers ici de cette expression pour revenir sur une idée que j'ai émise plus haut; tout au contraire de la chlorose, nous voyons ici les nerfs battre la campagne parce qu'ils sont trop excités.)

Notre homme sort, il est pris subitement de froid, il tombe, il est mort, que s'est-il passé ? Le sang, au moyen d'une chaleur factice, avait pu circuler dans les vaisseaux, la température s'abaissant subitement, le sang s'épaissit, se coagule, la circulation est arrêtée.

Lorsque le sujet n'est pas dans un état aussi complet d'ivresse, lorsque l'homme est seulement dans un état de torpeur, parce que la masse nerveuse cérébrale n'est plus excitée par son régulateur ordinaire, le sang, que faisons-nous pour liquéfier ce sang, ramener la circulation et l'intelligence (je me sers de ces deux mots parce que l'intelligence est sous l'influence de la circulation). A ce sujet, pour répondre à une objection que l'on pourrait me faire, car tous les médecins savent que l'intelligence est conservée dans le choléra, même le plus grave, je ferai remarquer que le fluide encéphalo-rachidien est peu diminué, ce qui explique, suivant moi, pourquoi l'intelligence reste à peu près complète dans cette terrible affection.

Que faisons-nous alors? nous donnons quelques gouttes d'ammoniaque dans un peu d'eau, l'intelligence revient et la circulation se fait; la circulation se rétablissant, la nature puise de nouvelles forces et rejette par des vomissements le poison.

Le lendemain matin, l'homme ivre la veille a la tête lourde, il est incommodé jusqu'au moment où la nature intelligente lui donne de la diarrhée qui le débarrasse complètement du poison.

Eh bien, pourquoi n'employons-nous pas l'ammoniaque à doses répétées; quant à la quantité, c'est une question d'expérimentation. Je souhaite avoir pu faire partager mes idées et ma conviction à un grand nombre de mes confrères; si j'étais atteint du choléra asiatique, je désirerais ardemment être soigné de la manière que j'ai indiquée plus haut.

ADJUVANTS.

Comme adjuvants très-utiles, ou plutôt très-employés dans toutes les affections pestilentielles, il est impossible de passer sous silence le thé, le café, les boissons alcooliques, l'acide phénique.

Le café et le thé me paraissent des adjuvants de premier ordre; ces deux substances favorisent la transpiration cutanée, excitent la digestion et l'action musculaire. Dans les anciens auteurs, on trouve de nombreux cas de guérison de diarrhées opiniâtres et de fièvres intermittentes par le café; les miasmes paludéens sont bien proches parents du poison cholérique.

Le peuple chinois, qui mange beaucoup de graisse, a besoin d'une boisson qui en facilite la digestion. Aussi ne boit-il guère que du thé.

On a attribué pendant longtemps au thé la faculté d'empêcher les pierres de se former dans la vessie, et même on lui a accordé celle de les dissoudre lorsqu'elles y sont formées.

Guillaume *Ten Rhyne* assure qu'il n'a trouvé au Japon aucune marque de calculs des reins ou de la vessie, quoiqu'il ait fait des recherches nombreuses sur ce sujet.

Kœmpfer affirme également qu'il n'a jamais vu la pierre ni même la goutte parmi les buveurs de thé, et, disait-il, il doit en être de même en Europe. (Les Anglais, qui boivent beaucoup de thé et sont si souvent goutteux, paraissent infirmer sa croyance; mais, si nous remarquons que la goutte est surtout fréquente chez les Anglais riches, et que ceux-ci, s'ils font usage de thé, boivent nos meilleurs vins de Bordeaux, on n'attachera pas une très-grande importance à cette infirmation. Tout cela ne paraît-il pas prouver, si l'on se rappelle ce que j'ai dit plus haut, que la goutte n'est pas autre chose qu'un empoisonnement interne; une partie des matériaux de décomposition reste dans nos tissus, et cette fixation a pour cause une trop grande coagulation du sang.)

A l'Académie des sciences, MM. Rabuteau et Eustratides ont prouvé d'une manière irréfutable, suivant moi, que les urines des personnes qui prennent beaucoup de café noir contiennent une plus grande quantité d'urée.

On a paru très-étonné dans le monde médical de ce résultat; mais il aurait dû être prévu : l'urée étant un véritable produit de décomposition.

Le café et le thé ne sont donc point des médicaments, ou plutôt des aliments d'épargne?

Je répondrai à cette question dans un travail prochain. Dans ce travail, j'étudie non-seulement le café, le thé et le vin comme aliments, mais encore comme médicaments.

DOCTRINE NOUVELLE DE LA NUTRITION.

Le vin, les boissons alcooliques sont-ils de bons adjuvants? Pour moi, toutes les substances qui, introduites dans l'économie, coagulent le sang et empêchent le travail de décomposition de nos tissus, en retenant (si je puis m'exprimer ainsi) les molécules usées, pourries, mortes, en contact de nos molécules vivantes, sont non-seulement inutiles, mais encore nuisibles.

Si l'emploi du café et du thé me paraît si avantageux dans le choléra, c'est que ces deux substances activent le travail de résorption qui se produit à chaque instant dans nos organes.

Ce que je viens de dire pour l'alcool s'applique exactement à l'opium.

Il paraîtra très-étonnant à nos confrères que, dans une affection que je considère comme un empoisonnement, je ne préconise pas l'acide phénique.

Depuis cinq années, j'ai employé beaucoup l'acide phénique. Atteint, il y a trois ans, d'un érysipèle gangréneux, abandonné presque par les confrères qui me donnaient leurs soins, je n'ai dû le rétablissement de ma santé qu'à ce précieux agent thérapeutique. Ma confiance en lui est donc très-grande, et cependant, bien loin de conseiller l'acide phénique dans le choléra, je le proscris formellement.

Voici mes raisons :

L'acide phénique est une substance reconstituante au plus haut degré; bien loin de hâter la destruction des substances animales, elle en arrête la décomposition.

Si je me suis bien fait comprendre, le mercure, qui est un médicament altérant, serait bien préférable à l'acide phénique dans le choléra. Si le mercure jouit d'une vogue si méritée dans les maladies syphilitiques, c'est certainement à son action altérante et non pas à sa spécificité. A ce propos, je dirai qu'à mon humble avis, on fait fausse route en cherchant un spécifique du choléra dans le sens exact du mot.

La rage, la morve, le charbon, la variole, la fièvre typhoïde, n'ont pas de *spécifique*, et si le mercure, pour la syphilis, et le sulfate de quinine, pour les fièvres intermittentes, paraissent mériter ce nom, c'est, d'une part, parce que le poison est peu actif, et, d'un autre côté, que ce sont des médicaments altérants.

En terminant cet article, je fais des vœux pour que l'on expérimente sérieusement l'électricité. Dans mon opinion, l'électricité, comme adjuvant de l'eau chaude (chargée de café, de thé ou d'ammoniaque), doit rendre de très-grands services.

TRAITEMENT
PROPHYLACTIQUE OU PRÉVENTIF
DU CHOLÉRA

Les poisons peuvent être divisés en deux grandes classes : les poisons animaux et les poisons minéraux; ou mieux, pour ne pas soulever ici une discussion théorique, en poisons fixes, et en poisons, qui une fois introduits dans l'économie, ont une évolution propre.

Un mot sur ces deux sortes de poisons.

J'entends par poisons fixes ceux qui, introduits dans l'économie, restent toujours en même quantité et agissent *tout de suite* après leur introduction.

J'entends par poisons à évolutions, ceux qui, introduits à une dose tellement minime que souvent il est impossible, même au microscope, d'en retrouver les éléments, agissent dans le corps animal comme un véritable ferment, envahissent toute l'économie, s'introduisent dans tous les liquides, le sang, le sérum, le mucus, etc.

Ce travail pour moi est une véritable fermentation semblable à celle qui se produit dans la panification, dans la préparation du vin et de la bière.

Or, si l'on admet avec moi que mes idées sont justes, et il est impossible de nier cette manière de voir lorsqu'on examine avec soin ce qui se passe après l'introduction du virus rabique, du virus variolique, du virus syphilitique. En effet, pour ne parler que du virus variolique, que voyons-nous?

Voici un homme auquel on a introduit, au moyen d'une épingle, une goutte de pus varioleux ; pendant quelques jours l'individu porte ce poison sans symptômes remarquables, puis il est pris de courbature, douleurs de reins, vomissements; trois jours après l'éruption commence (la nature fait, comme je l'ai déjà dit, tous ses efforts pour rejeter le poison qui n'est plus à l'état de goutte, car le liquide contenu dans tous ces boutons jouit de la triste propriété de *pus varioleux*).

Si donc on m'a bien compris, il est possible de répondre affirmativement à cette question. Existe-t-il un traitement prophylactique du choléra ?

Ce travail est déjà bien long; cependant, ma conviction est si grande, que je me permettrai encore de citer, à l'appui de mes idées, deux doctrines qui depuis quelque temps ont eu un très-grand retentissement dans le monde médical éclairé.

Je veux parler de la production de la rage chez le chien et des symptômes encore mal définis qui surviennent chez les soldats pendant une longue marche.

A Constantinople, les chiens sont en pleine liberté, ils n'ont pas de muselière et les rapports sexuels se font au moment du rut ; jamais on n'a observé un *cas de rage*. Les chiens ont le sang excessivement coagulable, il faut pour eux de l'eau à doses souvent renouvelées pour que le liquide sanguin soit maintenu dans les conditions convenables ; si l'on ajoute à cela une température élevée, la fermentation de la liqueur séminale, on comprendra ici qu'il se produit un empoisonnement semblable à la fièvre typhoïde, en ce sens que c'est un poison interne, mais ayant des symptômes subits comme le choléra, parce que la masse du poison est considérable et que l'animal ne pouvant pas boire, puisque la gueule est fermée par une muselière et d'un autre côté ne pouvant pas se débarrasser de son sperme altéré, il n'existe pas pour lui, malgré *tous les efforts de la nature*, de moyen de se débarrasser du poison.

Dernièrement, un médecin allemand affirmait que les accidents qui surviennent chez les soldats pendant une marche n'avaient pour cause réelle que la défense inintelligente faite par les chefs de boire de l'eau; j'ai interrogé, à ce sujet, plusieurs médecins qui ont servi pendant notre dernière guerre, et, entre autres, je regrette de ne pouvoir citer le nom d'un médecin de Saint-Denis; ce jeune médecin me disait : Lorsqu'à l'hôpital je demandais ce qu'ils ressentaient au moment de leur chute, ils me disaient tous : « Nous avions une soif inextinguible, notre langue était collée au palais, sèche, nous aspirions après l'eau, et malgré les punitions dont on les menaçait, plusieurs de nous ont enfreint la consigne; ils couraient se désaltérer et buvaient avidement. »

N'y a-t-il pas là des réflexions sérieuses à faire ?... Dans ma conviction, ce que l'on a appelé les symptômes d'insolation ne sont pas autre chose qu'une fermentation aiguë tenant à ce que le sang est très-échauffé et qu'il manque de sérum.

Oui, il existe un traitement prophylactique du choléra, et j'entends par ces mots, non-seulement *le bon hygiène* comme on l'a conseillé déjà depuis longtemps, mais encore je veux dire que nous avons des moyens sûrs, faciles, de rayer cette terrible maladie de notre cadre nosologique. Dans ce moment si, sans crainte, la population parisienne se purgeait (du verbe latin *purgare*, purger, nettoyer, balayer, purifier; pour moi les vomitifs, les diurétiques, les sudorifiques sont des purgatifs) deux ou trois fois par semaine, j'ose affirmer que nous n'aurions pas d'ici peu de temps le moindre cas de mort à enregistrer à l'avoir du choléra asiatique.

Que les médecins mes confrères expérimentent donc, qu'ils purgent leurs clients, et ils peuvent le faire sans crainte quelles que soient leurs opinions à cet égard.

S'ils ont affaire dans leur clientèle à des malades atteints d'embarras gastriques ou de diarrhée, je les conjure, au nom de l'humanité, tant ma foi est ardente, de donner un vomitif et un purgatif violent à cinq ou six heures d'intervalle.

Depuis 7 années, j'ai des idées que je crois nouvelles sur la nutrition, j'espère être utile à l'humanité en écrivant cet ouvrage.

Si je m'illusionne, mon enthousiasme est sincère.

Je serais heureux de persuader mes éminents confrères des hôpitaux; je voudrais faire passer dans leur âme la conviction profonde qui existe en moi, et les forcer à expérimenter sur une grande échelle ce que j'appellerai orgueilleusement ma doctrine.

Dr MAIRE.

A. PARENT, imprimeur de la Faculté de Médecine, rue M[r]-le-Prince, 31.

www.ingramcontent.com/pod-product-compliance
Ingram Content Group UK Ltd.
Pitfield, Milton Keynes, MK11 3LW, UK
UKHW022157190726
13855UKWH00004B/1525